RECHERCHES

SUR LES

ACCOUCHEMENTS,

LES MALADIES DES FEMMES ET DES ENFANTS,

PAR

LE DOCTEUR ANT. BOUCHACOURT,

CHIRURGIEN EN CHEF DÉSIGNÉ DE LA CHARITÉ, PROFESSEUR-ADJOINT A L'ÉCOLE DE MÉDECINE DE LYON.

DEUXIEME FRAGMENT

D'un Voyage médical en Allemagne en 1842.

PARIS,

J.-B. BAILLIÈRE, RUE DE L'ÉCOLE DE MÉDECINE.

LYON,

SAVY JEUNE, LIBRAIRE ÉDITEUR,

quai des Célestins, 48.

1843.

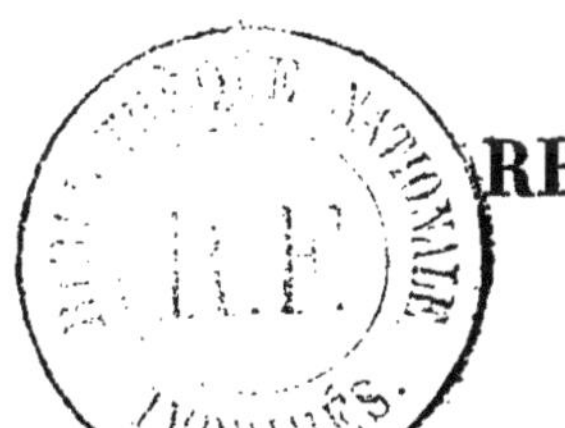

RECHERCHES

SUR

LES ACCOUCHEMENTS,

LES MALADIES DES FEMMES ET DES ENFANTS;

PUBLICATIONS DU MÊME AUTEUR

RELATIVES A L'OBSTÉTRIQUE.

REMARQUES PRATIQUES SUR L'OPÉRATION CÉSARIENNE ; recueillies aux leçons de M. le professeur Moreau. — Paris, 1838. (Extrait des Archives de médecine.)

NOTE SUR UN CAS D'ATRÉSIE DU VAGIN ET SUR SON TRAITEMENT PAR LE DÉBRIDEMENT MULTIPLE. — Paris, 1838. (Bulletin de Thérapeutique.)

MÉMOIRE SUR LA DÉGÉNÉRESCENCE HYDATIQUE ET HYDATIFORME DES REINS CHEZ LE FOETUS. — Lyon, 1842 ; — Paris, J.-B. Baillière. — Lyon, Charles Savy.

RECHERCHES

SUR LES

ACCOUCHEMENTS,

LES MALADIES DES FEMMES ET DES ENFANTS;

PAR

LE DOCTEUR ANT. BOUCHACOURT;

CHIRURGIEN EN CHEF DÉSIGNÉ DE LA CHARITÉ, PROFESSEUR-ADJOINT
A L'ÉCOLE DE MÉDECINE DE LYON.

DEUXIEME FRAGMENT

D'un Voyage médical en Allemagne en 1842.

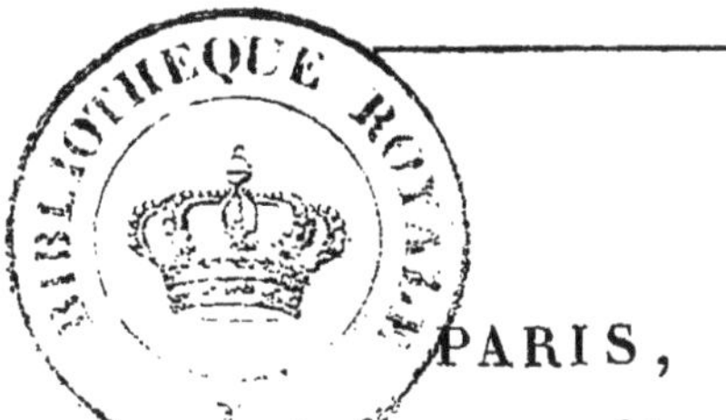

PARIS,

J.-B. BAILLIÈRE, RUE DE L'ÉCOLE DE MÉDECINE.

LYON,

SAVY JEUNE, LIBRAIRE ÉDITEUR,
quai des Célestins, 48.

1843.

FRAGMENTS

D'UN

VOYAGE MÉDICAL EN ALLEMAGNE;

PAR

LE DOCTEUR ANT. BOUCHACOURT.

ACCOUCHEMENTS, MALADIES DES FEMMES ET DES ENFANTS.

AVANT-PROPOS.

La science et la pratique des accouchements réclament peut-être plus de patience, de soins et de persévérance que les ressources d'un génie inventif et d'un esprit habitué aux expériences téméraires; elles me semblent, à ce titre, plus particulièrement faites pour la nature de l'esprit allemand. Aussi, l'enseignement de l'art obstétrical est-il depuis bien des années plus complet en Allemagne qu'en France, soit que les universités aient d'immenses ressources, comme à Vienne, soit qu'elles ne puissent offrir aux élèves qu'un petit nombre de faits cliniques, comme à Halle, à Leipzig et à Gœttingen. Partout il existe des instituts où les élèves sont admis et initiés par la pratique à l'art des accouchements, avantage immense dont on ne saurait trop exalter le prix et dont nous ne jouissons que depuis bien peu d'années. Que de ressources perdues encore, soit à Paris, soit à Lyon, et dans d'autres grandes cités ! Le temps viendra sans doute, où les élèves en médecine jouiront, dans les départements, des mêmes avantages que les élèves sages-femmes, et pourront, avant de se livrer à la pratique civile, faire quelques accouchements sous la direction d'un professeur de clinique. Nous avons donc beaucoup à désirer encore, beaucoup à demander ; je voudrais que l'esquisse rapide de ce que j'ai observé en Allemagne dans un séjour de plusieurs mois, nous pût être de quelque encouragement. Je ne saurais trop dire avec quelle satisfaction j'ai visité ces nombreux établissements, tantôt élevés par la munificence impériale ou royale, comme à Vienne ou à Berlin, tantôt fondés par la généreuse philantropie des particuliers, ou aux frais des villes ; presque tous construits avec intelligence, parfaitement adaptés, dans l'ensemble et les détails, à leur destination.

Dans son livre, *De la bienfaisance publique*, M. de Gérando n'a consacré qu'un court article aux maisons d'accouchements ; il les étudie surtout sous le rapport des secours que les femmes enceintes y viennent chercher ; il ne se demande pas jusqu'à quel point ces institutions peuvent rendre d'immenses services d'un autre ordre, en formant des accoucheurs instruits, dont la main se soit exercée, non point avec les livres seuls ou les mannequins, mais avec le secours d'une expérience raisonnée, sous les auspices d'un professeur de clinique. Si tel était notre but, il nous serait facile de prouver que la bienfaisance ne s'exerce pas seulement en secourant celui qui souffre, mais en facilitant l'instruction de ceux qui seront un jour appelés à le soulager ; qu'en ouvrant un asile aux femmes enceintes exclusivement, on n'a rempli qu'une mission incomplète ; c'est une sorte de secours provisoire, tout aussi provisoire que le pain et les vêtements à la misère qu'on n'éclaire pas, qu'on ne moralise pas et que l'on ne fait ainsi que pallier un moment.

La première condition de salubrité pour une maison d'accouchements c'est l'isolement : l'institut de Vienne, celui de la Charité à Berlin, sont désavantageux sous ce rapport, et rentrent dans la classe commune de la plupart de nos Maternités de France. L'institut fondé par Siebold, à Berlin, en 1817, celui du professeur Nœgelé, à Heidelberg, de M. Jœrg, à Leipzig, sont bien préférables. Là, en effet, on n'a pas réuni dans une même enceinte les maladies chirurgicales et internes, les affections cutanées et syphilitiques, les maladies mentales, comme à Vienne, dans le grand hôpital général, qui renferme plus de trois mille lits. Depuis long-temps on connaît le danger du voisinage des salles de blessés et de malades pour les femmes enceintes, et l'insalubrité des émanations qui s'en exhalent. Et d'ailleurs, les soins nécessaires aux femmes dans le moment de leur délivrance, avant leur accouchement et dans les suites de couches, nécessitent un service tout-à-fait spécial, exigent des distributions particulières, une expérience acquise, une discrétion entière, et des conditions qui ne peuvent être bien remplies que dans une maison séparée.

Comme je n'ai point pour but de donner les plans

convenables, les renseignements nécessaires à une construction de Maternité, j'ai hâte de revenir au sujet de cette notice, et de parler de ce que j'ai observé.

WURTEMBERG.

Stuttgart.

La maternité occupe à Stuttgard une division de l'hopital de Catherine (Catharinen hospital), construit, il y a quelques années, dans une fort bonne situation et sur un plan qui laisse peu de chose à désirer. Les femmes en couches ont de petites salles, très-propres et bien aërées, une salle de travail avec un lit et un fauteuil pour les femmes de certains points de la Souabe qui tiennent encore à accoucher assises. Il se fait environ deux cents accouchements par an. Les mères allaitent leurs enfants ou les nourissent elles-mêmes au biberon. L'hôpital renferme une belle salle de cours pour les sages-femmes, avec une collection d'appareils nombreux pour les maladies de l'utérus, pessaires de diverses natures, des pièces d'anatomie normale et pathologique en cire, des têtes de fœtus, mannequins, etc., pour la démonstration théorique des accouchements.

Le docteur Elsœsser, directeur de l'établissement, est chargé de professer les accouchements à quinze ou vingt élèves sages-femmes, dont cinq internes qui sont confiées à la surveillance d'une sage-femme en chef. On fait quatre cours d'accouchements par an, un seul suffit pour être admis à subir les examens. Le cabinet d'anatomie pathologique possède quelques pièces intéressantes rela tives aux accouchements et aux maladies puerpérales. J'y ai vu le crâne d'une femme morte en couches; on distingue à la face interne cette couche mince et blanche d'ossification décrite pour la première fois par le professeur Rokitansky de Vienne. Sur un crâne appartenant à un autre sujet, la matière osseuse blanche est moins prononcée, c'est le premier degré de cette sorte d'ossification supplémentaire des femmes enceintes.

M. Elsœsser, vient de publier un excellent résumé des faits observés à la Maternité de Stuttgart, du 1er juillet 1840, au 30 juin 1841. Dans l'espace d'une année, 209 accouchements ont eu lieu parmi lequels un accouchement de jumeaux, ce qui porte à 210 le nombre des naissances. 186 enfants, 104 garçons, et 82 filles, sont nés à terme; 23 (14 garçons et 9 filles) avant terme; plus, un cas d'avortement à 4 mois. 10 enfants ont été expulsés morts, 200 vivants; 30 par diverses causes sont morts dans l'établissement. Les naissances avant terme, observées 16 fois chez des primipares, 8 fois chez des multipares, du 4e au 9e mois, ont eu ceci de remarquable que 22 fois l'enfant présentait le sommet, et deux fois seulement les pieds. Les accouchements prématurés, dont la cause a pu être 19 fois reconnue, paraissaient résulter, dans deux cas, d'efforts et de fatigue; dans d'autres, d'une chute, d'une toux spasmodique, d'une urticaire, d'une pneumonie, d'une induration ou d'une hypertrophie du placenta, de l'existence de la syphilis chez le père. 5 des enfants expulsés prématurément étaient putréfiés; un, à 4 mois, n'a donné aucun signe de vie. Les autres sont nés vivants, mais 11 sont morts dans la première heure, dans le cours du premier jour ou dans les trois premières semaines; 7 autres ont continué de vivre; c'étaient ceux qui n'étaient nés que 3 à 4 semaines avant leur terme. Parmi les 10 enfants nés morts, 7 furent expulsés naturellement; les 3 autres parurent avoir succombé aux difficultés de diverses manœuvres qui durent être pratiquées.

Le relevé des présentations donne le résultat suivant:

Sommet 1re position. 161 — 2e position, 27.	188
Face	5
Siége	2
Pieds	3
Partie latérale du tronc	3
Présentations inconnues (7 femmes sont accouchées en se rendant à l'établissement)	9

—Pendant l'année qui comprend le résumé du docteur Elsœsser, les maladies puerpérales ont été fort communes, presque toutes compliquées d'affection des voies digestives, d'embarras gastrique intestinal. Quatre cas de fièvre puerpérale bien caractérisée se terminèrent par la mort. Les lésions anatomiques consistaient principalement dans l'inflammation des grandes membranes séreuses, l'inflammation des voies aériennes, etc. En outre on observa 12 cas de péritonite puerpérale franche et dont l'issue fut heureuse. Enfin les érysipèles furent très-communs. (1)

Stuttgart, dont la population dépasse le chiffre de

(1) Voyez pour plus de détails le Journal de Chirurgie publié par M. Malgaigne, cahier de février 1843, page 89, où ce compte-rendu est donné fort au long; nous en avons extrait ces résultats.

32000 habitants, ne possède pas d'hospices d'enfants trouvés non plus que le reste du royaume de Wurtemberg; mais il existe plusieurs maisons servant d'asile aux orphelins, non-seulement à ceux qui sont nés d'unions légitimes, mais aussi aux enfants naturels que les parents ne peuvent élever. D'après des notes que je dois à l'obligeance de M. le docteur de Hardegg, médecin du roi, la proportion des crimes d'infanticide relativement à la population dans le Wurtemberg serait de 1 : 400,000, chiffre beaucoup plus favorable que celui fourni par la France et l'Irlande.

Stuttgart n'est point une ville d'université, c'est à Tübingen, petite ville de 8000 habitants, qui en est éloignée de trois myriamètres, que les élèves en médecine suivent les cours et prennent leurs grades. Bien que la prospérité de cette université ne soit pas en harmonie avec beaucoup d'autres établissements, fruits d'une excellente administration, son antiquité (elle remonte à 1477) et de récentes améliorations doivent la maintenir à un bon rang parmi les universités allemandes. Le professeur Frank y est chargé d'enseigner la théorie des accouchements et la manœuvre sur le mannequin; le professeur de Riecke est directeur de la clinique.

BAVIÈRE.

Des trois universités que renferme la Bavière, Munich, Erlangen, et Wurzbourg, je n'ai visité que la première, et je ne pourrais parler de ce qui se fait à Erlangen ou Wurzbourg que par ouï dire ou d'après la lecture des travaux publiés par les accoucheurs qui y sont chargés de l'enseignement.

Munich.

A Munich, la maison d'accouchements est dirigée par M. le professeur Weissbrod.

Elle n'est point en rapport d'étendue et de convenance avec le reste des beaux édifices dont abonde la capitale de la Bavière ; mais on parle depuis long-temps de créer un établissement considérable qui répondrait aux besoins du royaume et de la cité ; aucune mesure définitive n'avait été prise encore à ce sujet, lors de mon séjour dans cette ville, au mois de juin dernier.

M. le professeur Weissbrod, élève de l'école de Vienne, est un homme déjà mûr ; praticien habile et instruit, il attache dans ses leçons une grande importance au toucher; chaque jour quelques élèves explorent devant lui l'état de l'utérus chez les femmes enceintes et rendent compte de leurs investigations. Cette méthode est, sans contredit, la meilleure; sans l'exercice du toucher fréquemment répété et pratiqué avec attention, on ne peut devenir bon accoucheur. J'ai assisté aux interrogations de la clinique, et j'ai pu juger moi-même du soin avec lequel elles sont faites, du sens pratique dans lequel elles sont dirigées.

M. Weissbrod fait coucher les femmes sur le côté, comme les praticiens anglais, et il attache une grande importance à cette position qui, suivant lui, doit favoriser le dégagement de la tête et le passage du corps à travers les détroits du bassin.

Immédiatement après leur réception, les docteurs en médecine passent, quatre à la fois, six à huit semaines dans la Maternité ; les élèves sages-femmes y sont admises à leur tour à une autre époque de l'année. Ce séjour doit être excessivement profitable à l'instruction des élèves. Ils suivent, de cette manière, toutes les phases du travail de l'accouchement, ils pratiquent souvent le toucher et recueillent avec soin des observations qu'ils seront plus tard très-heureux d'avoir dans leur pratique

Bien qu'on ne doive considérer la Maternité de Munich que comme un établissement provisoire, j'ai dû en parler et dire ce qui s'y faisait avec de minces ressources.

A mesure qu'on connaît davantage l'Allemagne, on s'aperçoit qu'il ne faut pas juger de l'étendue des résultats par la multiplicité et la grandeur des moyens employés ; le soin, la persévérance, la conscience que met son peuple, en toutes choses, multiplient sa puissance. Rien n'est perdu des moindres éléments et, sous ce rapport, l'étude de ses procédés de travail offre un vif intérêt à celui qui consacre ses efforts aux progrès de la science, au soulagement des malades ou à l'amélioration de ses semblables.

Je n'ai pu recueillir d'autre résumé statistique que les notes suivantes, que je dois à l'obligeance de mon ami le docteur Devaux.

Nombre exact des accouchements annuels à la Maternité, depuis 1832 :

							Tot.
1832-33,	garçons,	265. —	Filles,	213. —	Nais. doub.	2. —	478
1833-34	—	272 —	—	283 —	—	5 —	575
1834-35	—	315 —	—	263 —	—	9 —	578
1835-36	—	304 —	—	268 —	—	7 —	572
1836-37	—	259 —	—	279 —	—	5 —	538
1837-38	—	127 —	(1)—	88 —	—	4 —	215
1838-39	—	122 —	—	112 —	—	3 —	234
1839-40	—	134 —	—	137 —	—	6 —	271
1840-41	—	164 —	—	146 —	—	3 (2)	310

AUTRICHE.

Deux universités ont particulièrement fixé mon attention en Autriche ; Vienne où j'ai séjourné quelque temps, Prague où je ne suis resté que peu de jours, m'ont offert quelques faits intéressants à noter. On aurait une très-fausse idée de ce qui s'y passe, si l'on s'en rapportait à quelques écrivains, ou aux voyageurs prévenus qui ont pris le parti de blâmer d'avance tout ce qui se fait en Autriche, qui vivent encore sur ce que disait Mme de Staël de l'Allemagne méridionale. « Tempérée sous tous les rapports elle se maintient dans un

(1) Une épidémie de fièvre puerpérale fit évacuer la Maternité dans l'année 1837-38 ; et depuis lors on n'a pas reçu, par mesure de prudence, un aussi grand nombre de femmes enceintes ; c'est ce qui rend compte de la diminution notable du chiffre des accouchements.

(2) Une fausse couche, fœtus sans sexe distinct.

état de bien-être monotone singulièrement nuisible à l'activité des affaires comme à celle de la pensée. Le plus vif désir des habitants de cette contrée paisible et féconde, c'est de continuer à exister comme ils existent, et que fait-on avec ce seul désir ? Il ne suffit pas pour conserver ce dont on se contente. » (*De l'Allemagne*, 1re partie, chap. V.)

Sous une foule de rapports, je crois, au contraire, l'Autriche en progrès ; et pour ce qui regarde la médecine proprement dite, l'anatomie pathologique, le diagnostic, les travaux des professeurs Rokitanky et Scoda ne sont-ils pas en avant de ce qui est connu en Prusse et dans le reste du nord. Quelle école d'oculistique peut lutter avec celle de Vienne ? La chirurgie compte les Kern, les professeurs Wattmann et Schuh ; l'anatomie et la physiologie sont dignement représentées par MM. Berres, de Vienne, Panizza, de Pavie ; par le professeur Hyrtl, de Prague, connu déjà, quoique jeune, par de remarquables travaux.

L'obstétrique, malgré les travaux des Klein, des Boer, des Schmitt et les prodigieuses ressources du grand hôpital de Vienne, laisse encore quelque chose à désirer. Mais les éléments sont nombreux, (trop nombreux peut-être) et, sans aucun doute, l'application des bonnes méthodes fera jaillir à la fin la lumière.

Vienne.

La Maternité occupe à Vienne une division du grand Hôpital-Général; plus de deux cents lits y sont répartis dans plusieurs salles et destinés, soit aux femmes enceintes, soit aux accouchées, sous la direction de MM. les professeurs Klein et Bartsch. Cette grande section de l'Hôpital-Général est elle-même subdivisée en trois parties : la plus nombreuse, dans laquelle on compte environ trois mille accouchements par an, est ouverte aux élèves en médecine et en chirurgie ; une autre portion un peu moins considérable, car elle n'a que deux mille accouchements, est tout-à-fait séparée de la première et destinée aux élèves sages-femmes. La troisième, enfin, ne sert point à l'instruction, elle est uniquement remplie par les femmes payantes, qu'on reçoit à toute heure du jour et de la nuit et qui entrent, sans se nommer, par une porte secrète. Cette division privilégiée ne donne pas plus de cinq cents accouchements par an ; elle est dirigée par le docteur Mikschik. Les deux autres sections sont gratuites ; la dernière renferme trois classes :

1re classe, à 4 florins (1), 20 kreuzers, par jour.
2me classe, à 2 florins, 20 kreuzers, par jour.
3me classe, 1 florin, 20 kreuzers, par jour.

Dans les divisions gratuites, les femmes sont reçues depuis la fin du septième mois jusqu'au neuvième ; on les garde dix jours après l'accouchement à la Maternité. Durant ces dix jours elles doivent allaiter leurs enfants, puis elles entrent à la Maison des Enfants trouvés (Findel Hause), où elles restent six à huit semaines pour continuer à nourrir leur enfant et même un second, si cela est possible. Après ce temps, l'Etat se charge du soin

(1) Le florin, de 60 kreuzers, vaut 2 fr. 60 cent. de notre monnaie, ou plus exactement 2 fr. 59,669.

de nourrir l'enfant; dans le cas où la mère le garde, son nom est inscrit sur les régistres et une surveillance sévère est exercée sur elle pendant long-temps. Aucune femme ne peut se dispenser de séjourner au Findel Hause, à moins que les médecins ne la déclarent impropre à nourrir, ou qu'elle ne soit dans le cas de payer une certaine somme ; c'est une condition de son admission à la Maternité, une véritable dette qu'elle a contractée vis-à-vis de l'hôpital. En devenant mère n'a-t-elle pas contractée une autre dette, bien plus sacrée, celle de nourrir l'être auquel elle a donné le jour ?

Le docteur Lumpe, assistant du professeur Klein, quittait la Maternité après deux années de service. Lors de mon passage et de mon séjour à Vienne, il m'a fourni, avec une rare complaisance, les quelques renseignements que j'ai réunis ici.

A la Maternité de Vienne, les femmes accouchent sur le dos et dans un lit de travail; on ne trouve plus le fauteuil de la Souabe.

Du 1er juillet 1841 au 1er juillet 1842, le forceps a été appliqué environ cent fois sur trois mille accouchements ; la version a été faite quatorze fois ; l'opération césarienne a été pratiquée une seule fois dans les deux années d'internat du docteur Lumpe, par le docteur Bartsch, et dans sa division. Il s'agissait d'une femme rachitique à bassin trop étroit, qui mourut le cinquième jour après l'opération, des suites d'une métro-péritonite septique; l'enfant a été conservé. L'hystérotomie n'avait pas été faite à l'école de Vienne depuis dix-sept ans, où elle le fut pour la dernière fois par le célèbre Boer, dans la même clinique.

La symphyséotomie n'a pas été pratiquée une seule fois à Vienne. M. le professeur Horn, est cependant partisan de cette opération, qu'il défend très-chaudement et fort inutilement. On se sert du forceps de Boer, légèrement modifié. La délivrance artificielle a été pratiquée quatre-vingts fois sur le même nombre d'accouchements.

Rien n'est affreux comme les désastres produits par la péritonite puerpérale, à la clinique de Vienne, elle y est très-fréquente; et, dans certains mois, la moitié des accouchées en est atteinte; sur ce nombre la moitié succombe. Dans les mois de janvier et février dernier, il est mort jusqu'à soixante femmes sur trois cents accouchées. Après mille essais, on est revenu à la thérapeutique la plus simple, aux moyens antiphlogistiques, saignée de bras, application de sangsues, aux onctions mercurielles; on y joint le nitrate de potasse, le calomel. Depuis quelque temps on a essayé les fomentations avec l'eau à la glace sur le ventre, elles conviennent surtout lorsque les douleurs sont très-vives. En 1841, la lésion prédominante, constatée par les autopsies qui furent faites en grand nombre et avec beaucoup de soins, était la métro-péritonite; en 1841, c'était la *métro-phlébite.*

Quant à la *putrescentia uteri*, étudiée par Boër, M. Lumpe l'a observée plusieurs fois dans la clinique des professeurs Klein et Bartsch, qui ont fait subir quelques modifications aux idées de l'ancien professeur de Vienne.

Le professeur Rokitansky, considère la putrescence comme une altération cadavérique, survenant dans un utérus enflammé, c'est un ramollissement avec un commencemcnt de décomposition tout-à fait physique. Telle est l'opinion du professeur d'accouchements actuel et du docteur Lumpe, que j'interrogeai sur ce point.

Parmi les pièces nombreuses d'anatomie pathologique conservées dans le riche cabinet du grand hôpital de Vienne, plusienrs, relatives aux maladies des femmes, aux accouchements, à l'histoire de la pathologie du fœtus, m'ont paru dignes d'intérêt. C'est ainsi que j'ai noté plusieurs exemples de vices de conformations par arrèt ou excès de développement de l'utérus; un utérus complétement biloculaire, c'est-à-dire, divisé en deux portions par une cloison, et par opposition un utérus unicorne; un utérus double, ayant deux cavités avec un seul orifice inférieur commun; un second plus complètement double, *perfectè duplex*, chacune des cavités a son orifice indépendant dans le vagin. Chez une autre femme il y avait non-seulement un utérus à deux cavités, mais aussi deux vagins. Je ne puis passer sous silence la pièce anatomique suivante : Il s'agit d'un utérus formé d'une moitié bien constituée seulement, d'une autre portion beaucoup plus petite, qui eut été indépendante de la première, si elle n'eût communiqué avec elle par un canal membraneux fort étroit; l'une et l'autre ayant un ovaire correspondant; il y eut conception, et l'embryon se développa dans ce petit utérus, en même temps qu'une membrane caduque s'était formée dans la plus grosse portion et la tapissait dans toute son étendue. A deux mois et demi, la cavité utérine, qui logeait l'enfant, se rompit et la femme succomba.

Un cas d'atrésie du col utérin chez une femme âgée, observé par M. Rokitanski; cette altération est assez fréquente ; j'en ai montré un exemple en 1841, à la Société médicale d'Emulation de Lyon.

Une belle collection d'affections des ovaires, et, entre autres, une tumeur ovarique énorme développée chez uue petite fille et renfermant des poils et de la graisse.

Les têtes d'hydrocéphales sont en grand nombre; quelques-unes énormes, la peau d'un fœtus atteint d'yctyose, etc., ont fixé mon attention.

Avant de quitter Vienne, je citerai l'hôpital des enfants, fondé il y a quelques années par le docteur Mauthner, et soutenu par des personnes riches.

Le local dans lequel il est situé laisse beaucoup à désirer, mais les deux petites salles, l'une de dix-huit, l'autre de huit lits, qu'il renferme, sont fort propres, et très-bien tenues. Tous les soirs, de quatre à cinq heures, te docteur Mauthner y donne des consultations gratuites qui sont fréquentées par un grand nombre de mères apportant des enfants malades. M. Mauthner est un médecin instruit,plein de zèle et de dévouement, il observe ses petits malades avec un soin, une attention admirable, il est au courant des études nouvelles faites en France et ailleurs sur les maladies des enfants ; il ausculte, percute et recherche les lésions locales. Sa thérapeutique est fort variée et éclairée par un bon diagnostic des causes et des lésions. Deux jeunes médecins et plusieurs élèves assistent M. Mauthner dans ses fonctions.

Prague.

A Prague, la Maternité est fort bien située sur l'une des collines qui dominent cette antique et curieuse cité, bâtie sur les bords de la Moldau; les salles sont convenablement éclairées, petites, de quatre à cinq lits chacune; l'établissement est dirigé par le professeur Jungmann; il s'y fait plus de 2,000 accouchements par an. Les femmes y sont réparties en deux classes, les premières paient, les secondes sont gratuitement reçues; cette dernière division sert à l'instruction des élèves en médecine et des sages-femmes; il y reste constamment huit élèves qui n'y séjournent pas moins de deux mois, et vingt-quatre sages-femmes; une maîtresse sage-femme est préposée à chaque division. Depuis le 1er novembre 1841 jusqu'au 18 juillet 1842, jour auquel je visitai l'établissement, il s'était fait seize cents accouchements. Le lit de travail officiel est fort ingénieux, mais fort compliqué; (on ne s'en sert pas), il est dû au génie inventif d'un mécanicien de Prague, dont j'ai complètement oublié le nom. Il y a soixante-dix lits pour les femmes grosses et accouchées, vingt lits pour les femmes payantes; neuf servantes. La fièvre puerpérale y est assez fréquente, mais moins qu'à Vienne; on y compte quelquefois cependant jusqu'à dix malades atteintes à la même époque, la mortalité y est également moins grande que dans la capitale de l'Autriche. Il y a comme à Vienne trois divisions pour les femmes payantes, la première classe donne par jour, un florin, la deuxième, trente-six kreuzers, la troisième, vingt kreuzers; ces dernières ont aussi leur porte secrète d'entrée et de sortie, et sont dispensées de donner leur nom. En quittant l'hôpital, chaque femme qui veut laisser son enfant doit payer une certaine somme à la maison ; cette somme s'élève, une fois donnée, à douze, vingt, cinquante florins.

Les enfants sont aux frais de la maison pendant dix ans; à cet âge ils restent sans rétribution chez leurs parents adoptifs.

Il existe une infirmerie pour les femmes en couches qui tombent malades, et qu'on sépare autant que possible des autres.

Les femmes accouchées restent sept jours dans la Maternité, au bout de ce temps, à moins qu'elles ne paient douze florins, on les garde trois mois au Findelhause pour allaiter les enfants. Le séjour d'un enfant dans cette dernière maison est de huit jours, le huitième, il va en nourrice. Chaque nourrice reçoit de la maison trois florins par mois pour la première année, deux florins pour la seconde, pendant la troisième, un florin quarante kreuzers; ce n'est plus qu'un florin jusqu'à l'âge de dix ans. Dans ce moment cinq mille enfants sont entretenus à la campagne aux frais de la maison, on compte cinquante-six enfants et autant de nourrices au Findelhause.

L'ophthalmie des nouveaux nés est très-fréquente à l'hospice des enfants trouvés de Prague; on se trouve bien de l'emploi des fomentations froides, des applications de sangsues aux tempes, de l'usage du calomel à l'intérieur, des lotions avec la solution étendue de nitrate d'argent. L'hôpital, quoique d'ancienne construction, est propre et fort bien tenu; le docteur Bœhm, est médecin du Findelhause et des incurables en même temps; le docteur Lange est l'assistant du professeur Jungmann.

Je dois à l'obligeance de M. le professeur Hyrtl, la communication de quelques pièces intéressantes d'anatomie pathologique, relatives à l'obstétrique et à la gynécologie. Ainsi il m'a montré :

La tête d'une fille de 27 ans, morte d'un érysipèle à la face, suite de couches, il n'y eut pas de suppuration. La mort survint après quelques symptômes soporeux.

Le crâne a partout un pouce d'épaisseur ; l'os unguis a acquis la largeur et l'aspect d'une petite rotule ; l'os maxillaire inférieur est à l'état normal, mais le supérieur n'a plus de sinus ; les fosses nasales n'existent plus ainsi que les orbites qui sont aux deux tiers effacés. La malade était devenue aveugle, sourde et muette ; le grand trou occipital est considérablement rétréci. Cette tête pèse environ 5 kilogrammes. La femme à laquelle elle appartient vivait à Dabrûschka en Bohême.

Un cas de grossesse normale où l'accouchement fut régulier et amena un enfant du sexe féminin qui a un autre fœtus implanté sur la langue par un pédoncule fibreux qui se fixe au côté droit de cet organe.

L'exemple d'une tumeur développée sur le petit doigt d'un fœtus près de sa racine. La mère était de Vienne ; au quatrième mois de sa grossesse elle assista à un combat de coqs et éprouva un violent saisissement, suivi de malaise. On recommença le combat qui fut plus acharné encore ; ces animaux s'arrachaient les ergots. Cet appendice que portait son enfant en était-il un souvenir ?

Plusieurs exemples de cyclopes parfaits, le nez manque partout. Ils sont fréquents en Bohême, chez l'homme et chez les animaux, et très-rares à Vienne.

Le corps d'un fœtus représenté seulement par un abdomen muni de membres inférieures sans aucune cicatrice; à la partie supérieure où devrait commencer la poitrine on ne voit qu'un très-petit orifice, peu profond à gauche, et deux espèces d'appendices cutanés à droite.

M. Hyrtl a vu à Breslau, un fœtus du sexe féminin qui avait le petit doigt uni à la grande lèvre du côté correspondant

Il conservait et m'a montré dans l'alcool, le vagin double d'une fille de 17 ans; la cloison est complète, l'utérus a aussi une cloison, et par conséquent deux cavités. Il existait à l'hôpital de Hambourg, dans le service de Fricke, une fille ainsi conformée, qui avait l'un des vagins sain et l'autre affecté de blennorrhagie.

Je terminerai cette notice sur la Maternité de Prague, par l'exposé sommaire des faits principaux observés à la clinique d'accouchements durant l'année scolaire 1840, par M. le professeur Jungmann.

Sur les 1,466 femmes qui ont accouché à la clinique, 13 avaient des jumeaux; donc le nombre des nouveaux-nès était de 1,479, dont 793 garçons et 686 filles; 1,351 sont nés vivants, 74 dans un état de mort apparente et 54 sont morts-nés.

On a observé	1,423	présentations de la tête.	
—	2	positions du front.	
—	8	—	de la face.
—	3	—	des épaules.
—	1	—	du dos.
—	17	—	du coccix.
—	42	—	des pieds.
Tot.	1,466		

Le forceps fut appliqué 52 fois, la tête se présentant la première, et 4 fois après la sortie du tronc; en tout 56 fois ; ainsi dans la proportion de 3 à 100.

Les indications étaient :

Étroitesse du bassin supérieur	15
— inférieur.	14
Petitesse totale du bassin.	7
Défaut de contraction	11
Rigidité des parties molles.	3
Position oblique de la tête	1
Chute de la matrice	1
Prolapsus du cordon	2
Éclampsie	1
Quatrième position de la tête.	1
Tot.	56

7 de ces enfants qui avaient présenté la tête la première succombèrent, ainsi que 2 de ceux dont le tronc était sorti avant la tête.

La version fut faite une fois pour une position du dos, et deux fois pour la position de l'épaule.

Sur une fille rachitique âgée de 35 ans, on avait évalué, à l'aide du compas de Baudelocque, le diamètre antéro-postérieur du bassin à 3 pouces et demi, et l'on pratiqua l'accouchement prématuré artificiel vers la fin du neuvième mois; la tête s'étant arrêtée au passage et l'auscultation ne donnant plus de signes de pulsations fœtales, on pratiqua la perforation du crâne et, plus tard, la version sur les pieds; la mère succomba une heure après l'opération. A l'autopsie on s'assura que le bassin était petit dans toutes ses dimensions et que le diamètre antéro-postérieur n'avait que 3 pouces, le transverse 4 pouces ; une large déchirure séparait presque en totalité l'utérus du vagin.

Une perforation du crâne, par cause de rétrécissement du bassin et d'absence de pulsations fœtales, fut suivie de la mort de la mère ; à l'autopsie on trouva un rétrécissement d'un 1/3 de pouce au diamètre antéro-postérieur.

Un accouchement forcé fut entrepris pour cause d'hémorrhagie utérine et d'insertion du placenta sur l'orifice; on décolla le placenta par ses bords et l'on fit la version par les pieds. La tête, arrêtée au passage, fut extraite par le forceps. L'enfant était mort; la mère, quoique très épuisée, se remit bientôt.

L'opération césarienne fut pratiquée une fois sur une femme morte d'éclampsie, l'enfant était mort également. A l'autopsie de la mère on n'a point trouvé de signes physiques de l'éclampsie. Une seconde opération césarienne fut faite sur une femme vivante, dont le diamètre antéro-postérieur n'avait que 2 pouces 6 lignes ; la mère et l'enfant ont succombé. A l'autopsie on a constaté que le bassin était rétréci dans toutes ses dimensions; il y avait gangrène du vagin et de l'orifice de la matrice.

Sur les 25 femmes qui ont succombé, 16 avaient la fièvre puerpérale, qui a régné pendant toute l'année scolaire ; en tout 73 avaient été atteintes.

22 enfants ont été affectés de pneumonies, dont 15 mortelles. L'ophthalmie était très-fréquente cette année.

Une opération de bec de lièvre avec fente du palais, fut pratiquée trois jours aprés la naissance ; on employa la suture à points séparés ; l'enfant put téter immédiatement après l'opération et , peu de temps après la cicatrice de la lèvre , les bords de la fente du palais ont aussi fini par se toucher.

SAXE.

Dresde.

La capitale du royaume de Saxe possède une Académie médico-chirurgicale destinée à l'instruction des chirurgiens militaires et des médecins de 2me et 3me classe; l'Institut est fourni de tous les éléments nécessaires à une bonne instruction pratique ; il possède une clinique qui donne environ 200 accouchements par an.

La belle collection anatomique et anatomo-pathologique de l'Académie , renferme un grand nombre de pièces fort importantes pour la science des accouchements. Ainsi, on y trouve l'histoire complète du développement du fœtus ; un embryon de six à sept semaines sur lequel on voit admirablement la vésicule ombilicale, figurée par M. Seiler, dans son traité d'embryologie. On distingue très-bien cette vésicule , plus petite que l'œuf , avec son canal qui vient se rendre au cordon. Un fœtus de neuf mois dans la matrice, ouverte , avec le bassin et l'abdomen ; cette pièce énorme est conservée dans l'alcool. — Un troisième fœtus encore dans la matrice; la mère, trop faible , ne put accoucher au neuvième mois, et elle succomba.

Plusieurs fœtus ossifiés et conservés long-temps dans l'abdomen (cas de grossesse extrà-utérine) ; l'un y resta 20 ans , un autre 10 ans ; un troisième y demeura 7 ans ; ils sont durs comme de la pierre. Plus loin il en est un qui sortit en fragments par l'hypogastre. — Un grand nombre d'œufs produits d'avortements ; une mole ressemblant à un placenta. — Un œuf abortif de trois mois, remarquable en ce que les membranes sont toutes distinctes ; elles sont ouvertes et l'on y voit trois petits fœtus.

De nombreuses monstruosités. Un fœtus avec un seul membre (syrène) ; un autre qui n'avait qu'un œil.

L'exemple d'un rein énorme placé devant la colonne vertébrale ; un seul urétère volumineux allait à la vessie. — Plusieurs cas de dilatation considérable du bassin; un exemple de clitoris dégénéré, gros comme les deux poings et opéré avec succès. — Plusieurs têtes d'hydrocéphales : l'un d'eux, qui vécut jusqu'à l'âge de 20 ans, n'avait pas moins de 90 centimètres de circonférence au crâne.

Voici le dernier compte-rendu de la clinique d'accouchement, publié par la Maternité de Dresde :

Compte-rendu de la clinique d'accouchement de Dresde, pendant les années 1837, 38 *et* 39.

(Extrait du Neue Zeitschrift fur die geburtskunde. — 11me vol. deuxième cahier.)

633 femmes accouchèrent de 343 garçons et 298 filles; 9 fois il y eut des jumeaux et une fois une môle : 47 enfants sont morts-nés, et 45 succombèrent après l'accouchement; 43 femmes sont mortes.

On a observé :

560	présentations	de l'occiput.
11	—	du sommet.
6	—	de la face.
7	—	des fesses.
4	—	des genoux.
3	—	des pieds.
5	—	transversales.
45	—	indéterminées.

On a fait 60 applications de forceps ; 4 versions ; 13 extractions par les pieds ; 2 perforations ; 1 accouchement provoqué à cinq mois pour cause d'hémorragie et un autre pour étroitesse du bassin.

M. C. Carus, plus connu en France par ses travaux et son livre d'anatomie comparée, a été pendant quelques années directeur de la Maternité et professeur d'accouchements ; ses Leçons de Gynécologie (*Lehrbuch der gynækologie*) (1), sont fort estimées en Allemagne. M. Carus a un fort beau cabinet d'anatomie comparée, où il m'a montré, avec une grande obligeance, plusieurs pièces intéressantes pour l'obstétrique, l'embryologie et la gynécologie.

Leipsig.

La clinique obstétricale de Dresde n'est destinée qu'à l'instruction des chirurgiens militaires et des chirurgiens proprement dits qui ne suivent pas les cours de l'université de Leipsig. Celle-ci est fréquentée par un grand nombre d'élèves ; la Maternité, fondée par la veuve d'un

(1) 2 volumes in-8°, 3e édition ; Leipsig, 1839.

médecin, est dirigée par M. le professeur Jœrg; il s'y fait 150 accouchements par an, environ; le registre des observations est tenu avec le plus grand soin. Les femmes en couches peuvent venir au sixième, au septième mois, et restent quinze jours après l'accouchement; elles doivent nourrir leurs enfants; il n'y a pas d'hospice d'enfants trouvés.

M. Jœrg n'a jamais pratiqué la symphyséotomie, mais il est partisan de l'opération césarienne. Son forceps est très petit, il s'articule simplement sans virole, comme celui des anciens, les manches sont en bois.

Le professeur de Leipsig n'attribue aucune influence au seigle ergoté; ce n'est pas autre chose, suivant lui, que du seigle privé d'air et altéré par l'humidité. Il n'est pas partisan non plus de l'accouchement prématuré artificiel dans les cas de rétrécissement du bassin; il n'est applicable, suivant lui, qu'aux cas d'hémorrhagie interne et à ceux d'implantation du placenta sur le col.

Lorsqu'un travail s'est prématurément développé, M. Jœrg donne, avec succès, l'ipécacuanha par doses fractionnées, toutes les deux ou trois heures; lorsque les douleurs se sont établies par suite de l'impression du froid, et qu'elles se lient à l'existence d'un rhumatisme utérin dont il admet la possibilité.

Aussi, dans le but d'en prévenir le développement, recommande-t-il une douce chaleur durant la grossesse et l'état puerpéral.

Il administre, dans les cas de diarrhée des accouchées, une goutte de teinture d'opium dans une grande cuillerée d'eau de tilleul ou de cerfeuil, ni plus ni moins.

Quand surviennent les douleurs chez les femmes qui ont accouché, en général cela se voit chez celles qui déjà ont eu plusieurs grossesses, il fait appliquer immédiatement un fort synapisme sur le point douloureux, le laisse un quart d'heure, pour y revenir ensuite si la douleur est très-vive. Il ne met pas de vésicatoires de peur d'irriter les organes urino-poiétiques et génitaux.

Il emploie la saignée dans ce cas et donne le calomel à hautes doses dans les phlegmasies cérébrales des femmes en couches.

Pessaires. — Il n'a pas d'autres pessaires que des cylindres de linge fin remplis de poudre de tan, de quina, etc., et, munis d'un double cordon qui s'attache au bandage en T ordinaire; on gradue leur grosseur, on les change, on les augmente ou on les diminue. M. Jœrg regarde les pessaires ordinaires comme nuisibles plutôt qu'utiles. Il se sert pour craniotome d'une couronne de trépan cachée dans un long cylindre de fer; on le retire après l'ouverture faite au crâne, puis on le remplace par un long crochet mousse qui saisit et amène le fragment détaché.

J'ai observé, soit dans le cabinet d'anatomie pathologique de l'Université, commencé et dirigé avez un zèle très éclairé par M. Hasse, soit parmi les pièces conservées à la Maternité, un certain nombre de cas curieux de maladies de l'utérus.

Des calculs volumineux trouvés dans la matrice; un cas d'utérus sain offrant, à l'un des angles supérieurs, une tumeur fibro-celluleuse en forme de mamelon; un fœtus anencéphale qui a vécu vingt heures en poussant une sorte de cri; il n'a pas été disséqué. Un autre fœtus avec son placenta, chez une femme prise subitement de convulsions et morte très rapidement à la suite d'un seul accès.

Un fongus énorme développé au fond de l'utérus et ayant déterminé un renversement presque complet de l'organe; on observe en même temps la formation d'une cavité intrà péritonéale dans laquelle s'étaient engagées les trompes et les ovaires.

Enfin de nombreuses affections du col et du corps de l'utérus. Dans l'un de ces cas, le col est devenu énorme sans dégénérer en cancer.

Une tumeur de l'ovaire renfermant des poils, de la graisse, deux dents saillantes dans la cavité péritonéale, comme enchassées dans des alvéoles, trouvé sur une vieille femme. Plusieurs exemples de moles vésiculaires, charnues; l'une d'entre elles est à la fois vésiculaires et charnue.

La métropéritonite est très-rare à Leipsig; on n'en a observé que trois exemples en quatre ans.

M. Meissner, l'nn des accoucheurs les plus occupés de l'Europe, exerce à Leipsig; il a eu, dans l'espace de 21 ans, plus de 2,500 accouchements artificiels. Il s'est occupé dans ces dernières années de l'accouchement prématuré artificiel.

Suivant lui, pour le provoquer, la ponction ordinaire de l'œuf, la dilatation du col à l'aide des éponges préparées, le décollement des membranes, l'emploi des bains, des frictions, des titillations de la portion vaginale de l'utérus, l'administration des médicaments à l'intérieur, tels que le seigle ergoté, le borax, etc., ne sont pas des moyens inoffensifs. On doit les employer avec ménagement, avec défiance même.

Cependant, il a pratiqué huit fois dans cinq ans l'accouchement prématuré artificiel et toujours avec succès pour la mère et pour l'enfant. Voici le résumé de ses observations sur ce point important de thérapeutique obstétricale :

M. Meissner n'a jamais entrepris cette opération qu'à la 36me semaine afin d'avoir toujours un enfant viable. — Il n'opère que lorsque le diamètre antéro-postérieur n'a que 7 ou 8 centimètres. — Le procédé qu'il préfère est la ponction de l'œuf pratiquée très-haut ; la femme reste debout pendant l'opération ; ce n'est que lorsque le ventre est pendant qu'il l'a fait coucher horizontalement en tenant le sacrum très-élevé. — On ne laisse écouler qu'une très-petite quantité de sérosité (une cuillerée) ; l'ouverture a dû être pratiquée aussi étroite que possible. — M. Meissner a une très-grande confiance dans l'effet produit par le suintement de la sérosité amniotique pour opérer la dilatation du col et ne cherche à provoquer celle-ci par aucun autre moyen ; le travail commence presque toujours au bout de 24 heures. Pendant l'accouchement il tient la même conduite qu'après les parturitions faites à terme, et avant l'opération il ne s'inquiète nullement de la position du fœtus.

PRUSSE.

La Prusse qui joue un rôle important dans la politique européenne, dont l'influence sur le reste de l'Allemagne semble s'accroître tous les jours, possède plusieurs universités qui méritent d'être visitées, d'être étudiées avec attention et réflexion. Breslau, Kœnigsberg au nord, Berlin et Halle au centre, Bonn dans les provinces rhénanes, renferment d'immenses matériaux d'instructions, d'excellents professeurs, de belles collections, des instituts cliniques, des bibliothèques, etc. Partout, les maisons d'accouchements sont ouvertes aux élèves et même, à Berlin (1), comme à Vienne, il existe une clinique d'accouchements spécialement destinée aux chirurgiens militaires. Je parlerai d'abord de ce que j'ai vu à Berlin, puis de Halle et de Bonn, que j'ai visitées en dernier lieu. Je désire que mes remercîments parviennent à MM. les professeurs Busch, Froriep, Barez, Kluge, MM. Schœller et de Besser, à Berlin; Hohl, à Halle, et Kilian à Bonn. J'ai rencontré chez nos confrères de Prusse un empressement et une bienveillance que je ne saurais assez louer.

Berlin.

L'institut clinique dirigé par M. Busch et fréquenté par les élèves en médecine, occupe un édifice très convenable derrière les bâtiments de l'Université; il s'y fait de 7 à 800 accouchements par année. Lors de mon séjour à Berlin, aux mois de juillet et d'oût 1842, une épidémie de métro-péritonite força d'évacuer les salles dès son début; quatre femmes atteintes succombèrent; on constata par l'autopsie l'existence de la péritonite et, chez l'une d'entre elles, un état inflammatoire des

(1) M. Kluge dirige la clinique d'accouchements de la Charité de Berlin, consacrée à l'instruction des chirurgiens militaires; M. Barez, le service des enfants malades, dans le même hôpital.

glandes de Peyer, il y avait eu des symptômes typhoïdes. Dans une autre épidémie qui fut observée à la même clinique, au mois de février 1842, la principale lésion anatomique fut une phlébite des veines des membres et du bassin ; sur 15 femmes atteintes 9 guérirent et 6 succombèrent.—On employa les saignées, les sangsues, les frictions mercurielles à très haute dose ; mais on n'insista pas trop sur les saignées, car on observa que lorsque la maladie dépassait le premier degré et devenait suppurative, la mort, précédée des accidents typhoïdes ou de résorption, survenait avec une grande rapidité lorsqu'on avait tiré du sang.

L'épidémie du mois d'octobre 1840 fut plus foudroyante : sur 12 femmes atteintes, 10 succombèrent. Cette fois, la lésion anatomique prédominante fut la phlébite utérine. Plusieurs femmes, récemment accouchées dans la ville, furent affectées ; et, d'après des renseignements que l'on peut considérer comme très exacts, les deux premières femmes atteintes hors de l'hôpital, auraient été accouchées par deux élèves qui, le jour même, avaient pris une part active à l'autopsie de deux femmes mortes de péritonite puerpérale à la clinique du professeur Busch.

Il existe à la clinique d'accouchements une petite collection assez intéressante, relative aux maladies des femmes, à l'obstétrique, aux maladies des enfants ; une belle collection de forceps, de pessaires, etc. M. Busch m'a montré le bassin d'une femme âgée de 40 ans, chez laquelle on pratiqua, en 1839, l'opération césarienne ; l'enfant a pu être sauvé, mais la mère a succombé six jours après l'opération. Le diamètre antéro-postérieur n'a que deux pouces deux lignes d'étendue. Un autre bassin était remarquable par la diminution de tous ses diamètres, bassin atrophié. Je dois noter aussi le squelette d'un fœtus atteint de rachitisme durant la vie intrà-utérine; la maladie pouvait être considérée comme guérie, les os étaient courbés, mais solides.

M. Busch a rendu le forceps céphalotribe de Baudelocque beaucoup plus léger; le sien ne pèse plus que deux kilogrammes, et son assistant, M. Schœller, l'avait encore amoindri; il est muni de deux appendices latéraux au point de jonction du manche avec les cuillers, et cette disposition rend leur articulation beaucoup plus facile; les manches ont été revêtus de bois et la largeur des cuillers a été augmentée de près d'un tiers à leur extrémitè supérieure; en outre, leur excavation est plus profonde. Trois fois ce forceps a été employé dans une année; et si les enfants n'ont pu être sauvés, les femmes ont été épargnées et vivent encore. Je dois ajouter qu'indépendamment du grand forceps ainsi réduit et modifié, M. Busch en a fait fabriquer un plus petit et par conséquent beaucoup plus léger, qui doit être appliqué dans le petit bassin.

Dans le cours de l'épidémie de 1839, on observa un cas remarquable de phlébite crurale des deux côtés; elle resta adhésive et se terminait par la guérison, lorsqu'il survint une inflammation de la veine cave inférieure dont la suppuration causa la mort; l'autopsie permit de constater les deux degrés de la maladie.

M. le professeur Busch avait fait deux fois l'accouchement prématuré artificiel dans l'espace de deux années, au commencement du huitième mois; les enfants ont pu être amenés vivants et ont quitté la maison pleins de santé. Dans un de ces cas, on se servit de l'éponge préparée; dans l'autre, on eut recours au tampon du docteur Schœller, dont nous parlerons plus bas.

Quelque temps avant mon séjour à Berlin, l'application du forceps, dans un cas de présentation de la face où il avait paru nécessaire d'y recourir afin de ramener le menton en arrière, avait déterminé une luxation des vertèbres cervicales qui amena la mort de l'enfant.

M. Busch me montra une femme chez laquelle il avait pratiqué l'épisioraphie pour une descente de matrice qui, malgré les efforts de réduction les mieux dirigés, ne pouvait être ramenée qu'à la partie la plus déclive du vagin; on enleva deux lambeaux de membrane muqueuse de chaque côté de la partie interne et inférieure de ce conduit et on appliqua six points de suture; le plus élevé sortit le troisième jour, les autres les jours suivants. La plaie se trouvait, au commencement d'août, dans un état avancé de cicatrisation, mais la malade gardait encore le lit. M. Busch avait deux fois pratiqué avec succès cette opération dans le cours de l'année scolaire 1841-42. Je dois dire ici que M. Dieffenbach y a tout-à-fait renoncé, il me l'a positivement assuré dans un entretien qu'il voulut bien avoir avec moi à ce sujet. Suivant lui, on n'obtient par cette opération qu'un succès temporaire; la matrice se porte moins en avant, il est vrai, mais elle se déplace en arrière vers le périnée. L'origine ou le point de départ des descentes de l'utérus serait dû, suivant M. le professeur Froriep, qui a eu l'obligeance de me montrer des pièces anatomiques fort intéressantes sous ce rapport, à des hernies vésicales ou rectales par le vagin, (cystocèle ou rectocèle vaginales.) Le cul de sac péritonéal antérieur à l'utérus dans un cas, postérieur dans l'autre, augmente de profondeur par la pression et le refoulement des intestins; et même alors un phénomène très-curieux se produit, c'est l'allongement du col et du corps de l'utérus, ainsi qu'on peut s'en faire une très-bonne idée par la figure de ses *Kupfer tafeln* (planches 388, 389, 390; 416, 417). Partant de ce fait anatomique, M. Froriep ne se sert pas de pessaires, mais d'un bandage compressif qui, appuyant sur le périnée, le refoule aussi fortement que possible vers la partie supérieure; ce bandage peut être tout simplement fait avec une bande circulaire et des sous-cuisses.

M. Busch dirige, indépendamment de la Maternité de Berlin, la polyclinique obstétricale qui rend de grands services et aux élèves qui sont initiés par elle à la pratique civile des accouchements, et aux pauvres femmes qui reçoivent chez elles tous les soins qu'exige leur état, avec moins de risques que dans les maisons d'accouchements, puisque le fait seul d'une réunion de femmes en couches y constitue une source d'infection et une cause éloignée de phlegmasies puerpérales (1).

Parmi les assistants de M. Busch, un jeune professeur particulier, élève de M. Nœgelé, le docteur Schœller

(1) Il existe des polycliniques d'accouchements à Halle, à Bonn, à Dresde et dans plusieurs autres villes d'université. Leur organisation se rapproche de celle de nos dispensaires, mais elle s'applique beaucoup plus à l'enseignement que nos établissements pour les secours médicaux à domicile.

a déjà pris rang dans la science. Il a modifié avantageusement, ainsi que je l'ai dit, le forceps de Baudelocque; il a proposé l'emploi d'un porte-cordon fort ingénieux, en baleine; c'est un crochet formé de deux parties réunies par une petite gaîne qui glissent facilement l'une sur l'autre, s'ouvrent pour saisir le cordon, le repoussent au-dessus du détroit supérieur pour éviter sa compression et permettent de le dégager facilement. Des recherches récentes d'anatomie pathologique l'ont conduit à considérer le tétanos des nouveaux-nés comme le résultat d'une artérite ombilicale.

Empruntant aux faits déjà connus dans la science et relatifs à l'emploi du tampon dans les cas d'hémorrhagie utérine pendant la grossesse, M. Schœller a eu l'idée d'appliquer cette méthode à l'acconchement prématuré artificiel, et les faits qu'il a consignés dans un travail publié à ce sujet (1), démontrent toute l'efficacité de ce moyen.

Halle.

La clinique d'accouchements de Halle, qui a été fondée en 1810 par Niémeyer, occupe une construction très-bien adaptée à ce but dans le voisinage de la clinique médicale et du grand cabinet de Meckel. Elle renferme 25 à 30 lits; deux ou trois, au plus, par chaque salle; il ne s'y fait plus guère que 150 accouchements par an.

(1) Die Künstliche Frühgeburt bewirkt durch den Tampon; Berlin, 1842.

M. le docteur Hohl, professeur d'accouchements, dirige cet établissement avec beaucoup de talent; il a continué une collection intéressante de bassins viciés, de forceps et de divers instruments pour les maladies des femmes. Il n'y a pas d'hôpital d'enfants trouvés, mais tout le monde connaît le grand asile des enfants de Halle.

J'ai visité, dans le plus grand détail, le magnifique cabinet d'anatomie qui, après avoir été la propriété de la famille des Meckel, a été acheté par le gouvernement, qui l'a consacré aux besoins de l'Université. Il existe aussi une petite collection d'anatomie pathologique formée parle professeur de clinique médicaleM.Krukenberg; j'ai eu l'occasion d'y voir plusieurs pièces intéressantes relatives à l'histoire des maladies de l'utérus et de ses dépendances. Je rappellerai la matrice d'une femme qui avorta trois fois de suite au troisième mois de sa grossesse. On voit au fond de l'organe, près de sa face postérieure et se confondant avec sa substance, une tumeur fibreuse grosse comme le poing d'un enfant de dix ans; l'exemple de choux-fleurs énormes naissant de la face antérieure du col (coly flower des anglais); des nymphes énormes appartenant à une femme qu'on avait prise pour un hermaphrodite et qui ont été réséquées, avec succès, sous ce titre : *Excrescentiæ fungosæ insignes genitalium fœminæ XXXV annorum.* — Une grossesse ovarique et péritonéale tout à la fois; l'utérus s'était développé et renfermait une membrane caduque bien caractérisée, quoiqu'il n'y eût pas trace d'embryon dans son intérieur. Dans une autre grossesse extrà-utérine qui avait pour siége la cavité de la trompe, la matrice était également développée et pourvue d'une membrane caduque ; au deuxième mois il y eut rupture des parois du kyste appartenant à l'embryon; il survint une hémorrhagie mortelle dont on voit encore quelques traces.

Une assez grande quantité de caillots utérins noirâtres, durs, fibrineux ; c'est du sang pur, sans autre matière ni produit d'organisation morbide; ils rappellent, par leur forme, la disposition de la cavité utérine et appartiennent à des femmes qui, après avoir cessé d'être réglées durant trois à quatre mois, les expulsèrent avec de vives douleurs. Un kyste volumineux de l'ovaire appartenant à une femme âgée de 44 ans; les parois de ce kyste sont d'une épaisseur énorme, de plus d'un centimètre, qui rappelle l'état de l'utérus au huitième mois de la grossesse. La ponction fut pratiquée vingt-six fois, il s'écoulait chaque fois une sérosité albumineuse, mêlée de parties rouge noirâtres comme du chocolat ; ce kyste est multiloculaire. Un calcul vésical, du volume d'un œuf, qui sortit spontanément par l'urètre; la malade conserva une paralysie; cette pièce fut donnée à Meckel par le docteur Paulis. Un exemple rare de deux hernies inguinales chez la même femme ; l'une des hernies est interne, l'autre est externe par rapport à l'artère. Cette pièce sèche avait été préparée par Meckel. Un autre bassin de femme, conservé avec les ligaments et les aponévroses, est encore plus intéressant, en ce qu'il offre, à la fois deux hernies par le trou obturateur, une de chaque côté, une hernie crurale à droite et un commencement de hernie par le même canal à gauche.

L'histoire des arrêts de développements des anomalies d'organisation, peut être considérablement éclairée par l'étude des pièces nombreuses que renferme le magnifique musée anatomique de Halle. Il serait trop long d'indiquer les cas les plus intéressants, car plusieurs milliers de pièces doivent être consultées et comparées avec l'état normal d'organisation. On pourrait citer un exemple remarquable d'extrophie du cœur ; la partie antérieure moyenne du thorax manque ; à travers cette ouverture font saillie, en haut le cœur, plus bas le foie. Un cas intéressant d'extrophie vésicale qui a pu en imposer sur l'existence d'un hermaphrodisme ; il n'existait que des rudiments de pénis sur les côtés, les testicules formant comme deux grandes lèvres ; les reins offraient en même temps un arrêt de développement.

Les exemples d'hydrocéphales sont assez nombreux : chez une petite fille qui vécut jusqu'à l'âge de dix mois, et qui vivait en 1829, les ventricules avaient été le siége de l'épanchement séreux ; leurs parois sont considérablement amincies et la membrane interne très épaissie.

Un embryon de huit semaines offrait déjà la dilatation hydrocéphalique des os crâniens; ce fait, conjointement avec d'autres, a servi à Meckel pour établir sa théorie du développement de l'anencéphalie, par hydrocéphale; il explique encore la formation de l'acéphalie.

Chez un fœtus cyclope dont la tête est bien conservée, on voit l'absence de l'ethmoïde et de la partie saillante du sphénoïde, ainsi que du vomer, expliquer la réunion des deux orbites en une seule cavité. Cette anomalie conduit à une monstruosité plus étendue, celle de l'anencéphalie. Un fœtus qui se trouvait dans ces conditions offrait, en même temps, l'absence des intestins, du foie et de la rate ; les vaisseaux qui, dans l'état normal, vont se rendre à tous ces organes, se distribuent au rein unique. Il existe chez le même sujet trois petites tumeurs dans le ventre que Meckel avait prises, à tort, pour des testicules. On lit écrit de sa main sur l'étiquette : *Ren unum, hepatis vices gerens, fœtui acephalo triorchidi.*

Une série très intéressante de pièces sèches peut éclairer l'histoire des arrêts de développement des vertèbres et notamment de l'atlas; il est facile d'en étudier tous les degrés. Je ne dois pas oublier le squelette d'un fœtus auquel il manque une certaine étendue de la partie moyenne du maxillaire inférieur. L'humérus, d'un côté, n'a que la moitié supérieure, tout le reste du membre manque complètement; du côté gauche, il n'existe plus que le quart supérieur de l'humérus ; les jambes sont intactes. Cette pièce a été décrite par Müller dans ses Archives de physiologie pour l'année 1833.

J'ai noté deux cas intéressants d'atrésie du rectum : dans l'un, l'intestin se termine à près d'un pouce au-dessus du point où aurait dû exister l'anus, par un véritable cul-de-sac, la partie supérieure est considérablement dilatée, une communication étroite existe entre cette poche et la vessie, dont le canal excréteur est oblitéré comme le rectum ; l'enfant vécut huit jours. Chez l'autre enfant le rectum s'ouvrait directement dans l'urètre, la partie supérieure était dilatée et alongée; la mort survint le treizième jour.

Un exemple d'étroitesse congénitale de l'aorte, au-dessous de la crosse, après l'émergence des artères de la tête et des membres supérieurs ; l'individu qui était porteur de cet arrêt de développement, mourut à 18 ans; la crosse aortique et les ventricules sont énormément développés, le cœur a un volume considérable. Une absence de la veine cave supérieure, chaque veine jugulaire venant se rendre isolément dans l'oreillette droite. Un exemple d'artère pulmonaire supplémentaire, provenant de l'aorte près du lobe inférieur du poumon gauche où elle se distribue.

Un fœtus, né à sept mois, portait une tumeur volumineuse à la partie postérieure et supérieure du sacrum; elle renfermait de la graisse, des poils et des rudiments d'os.

J'aurais pu allonger considérablement la liste des pièces intéressantes qui ont fixé mon attention dans cette précieuse collection; j'ai noté seulement quelques faits rares. Si l'anatomie pathologique fournit à l'art obstétrical de nombreux secours, il ne faut pas en faire la partie dominante. L'observation clinique, l'expérience doivent être à leur tour et plus souvent consultées; et je ne voudrais pas trop céder au plaisir de raconter des faits rares et curieux.

Bonn.

La clinique obstétricale de l'université de Bonn, renferme 32 lits, bien qu'il ne s'y fasse que 100 et quelque accouchements par an; mais les femmes y sont reçues de bonne heure et peuvent y prolonger leur séjour si leur état l'exige. Les salles pour les femmes grosses, les femmes en couches et le cabinet de travail sont bien disposées, convenablement éclairées et aérées, elles ne renferment guère chacune que 5 à 6 lits; l'établissement occupe une très-petite partie du magnifique palais des anciens électeurs qui, presque en totalité, est consacré à l'Université. M. Kilian, professeur d'accouchements, me fit lui-même les honneurs de sa clinique; il me montra, avec une grande complaisance, le lit de travail dont les matelas sont en peau, formés de plusieurs pièces qui se réunissent et peuvent se séparer; l'ancienne chaise de Stein, qui ne sert plus que comme monument historique; un tube en caoutchouc, pour le tamponnement du vagin dans cetains cas d'hémorrhagie utérine, il ést muni d'une vessie à air et d'un robinet. M. Kilian avait employé le tamponnement d'après la méthode du docteur Schœller, pour produire l'accouchement prématuré artificiel, mais il aurait vu les douleurs provoquées par ce moyen s'arrêter, le travail se suspendre et rétrograder sans qu'il en résultât l'expulsion du fœtus. Le procédé qu'il a suivi dans treize cas, avec succès pour la mère et l'enfant, ordinairement vers la trente-deuxième semaine, quelquefois même plus tard, dans les cas, par exemple, où la femme souffrirait d'une affection de poitrine, quinze jours avant terme, est le suivant :

Il commence par désobstruer le col avec une tige mousse en gomme élastique ou plutôt en baleine, qu'il pousse dans la canule d'un trocart, ensuite il remplace la tige par le trocart lui-même et perce ainsi les membranes, quelquefois la tige suffit.

Avant de perforer les membranes il faut avoir dilaté le col au moyen de l'éponge préparée, qu'il préfère à tout autre moyen. Il en fait un cône, qu'il enduit avec de la cire, de l'huile d'amandes douces et du beurre de cacao, ce qui rend le contact du corps étranger plus doux et son introduction plus facile. Il ne faut pas plus d'une minute pour le bien placer.

M. Kilian a fait sept fois l'opération césarienne sur la femme vivante (deux fois sur la même); quatre fois avec succès. Les trois premières opérations ont été heureuses; il ne perdit que la quatrième femme. Il fait la suture des parois abdominales avec des cordonnets de fil.

La péritonite puerpérale est très-rare à Bonn ; M. Kilian n'en a pas encore observé un exemple depuis qu'il est professeur à l'Université. La bonne disposition des salles, leur aération, les soins assidus de propreté, indépendamment du petit nombre d'accouchements que comporte la clinique, doivent expliquer d'aussi heureux résultats.

M. Wutzer, professeur de clinique chirurgicale, s'est occupé dans ces derniers temps de la cure des fistules vésico-vaginales.

Il rafraîchit les bords de la fistule avec des ciseaux, le bistouri ou un très-petit scalpel ; puis, avec un porte-aiguille très-commode, il place les ligatures (on serre les deux mors, qui s'éloignent ou se rapprochent au moyen d'une vis placée à l'extrémité du manche). Il fait ensuite la ponction de la vessie avec un trocart introduit dans l'urètre. La forme de ce trocart rappelle celui de Fleurant, il est beaucoup plus gros. Après avoir fait sortir au-dessus du pubis la pointe et la canule, il retire l'instrument, ramène la canule à l'extérieur en laissant une de ses extrémités dans la vessie et la fixe à une ceinture de peau munie d'un ajutage-fixateur en cuivre ; la malade se couche sur le ventre et la canule est reçue dans une échancrure du matelas qui est formé de plusieurs pièces analogues à celles du lit de travail. Quatre jours suffisent dans cette position. Une femme, ainsi opérée, a été guérie. Une autre, opérée il y a sept mois, va bien, quoiqu'elle n'ait pu supporter l'appareil. Elle est âgée de 28 ans ; ces deux malades étaient encore dans la clinique lors de mon passage à Bonn, au mois d'août 1842.

Parmi les pièces d'anatomie pathologique fort nombreuses que renferme le cabinet dirigé et conservé par M. le professeur Mayer, il existe plusieurs exemples d'affections utérines, de maladies des os du bassin, de maladies du fœtus et, entre autres parmi ces dernières, la peau d'un enfant né à sept mois avec une variole bien caractérisée. Je citerai, comme fait rare de pathologie et de physiologie comparée, le paon femelle qui avait appartenu à M. Mayer, et dont l'histoire est fort curieuse. Cette pintade, dont la queue est parée de magnifiques couleurs, eut des œufs qu'elle commença à couver ; puis, tout d'un coup, elle les délaisse, se dérobe aux caresses du mâle et se met à vivre seule. Au bout de deux ans, des plumes brillantes paraissent sur sa queue et bientôt elle est revêtue de tout l'appareil éclatant du costume de paon. On la tua vers la quatrième année ; l'ovaire était devenu osso-cartilagineux ; l'animal avait un volume moindre que celui d'un paon mâle, mais sa queue était ornée des mêmes couleurs. Sur l'armoire qui renferme cet oiseau empaillé, M. Mayer a placé cette inscription :

« Ova relinquit ac sponsum fugit arida Pavo ;
« Exoptata crescunt splendida sidera caudæ.

GRAND-DUCHÉ DE BADE.

Le grand-duché de Bade possède plus d'universités proportionnellement que le reste de l'Allemagne ; Heidelberg et Freyburg en Brisgau, seraient plus que suffisantes pour une population de 5 à 600,000 habitants, si la situation de ces deux villes, aux portes de la France et de la Suisse, les rapports fréquents et si faciles de la première avec les provinces rhénanes, les villes libres, la Bavière, etc., ne favorisaient singulièrement l'affluence des étrangers. L'antique célébrité de Heidelberg n'est point déchue, et Freyburg, où professe M. Arnold, où vient d'être appelé récemment de Munich, M. Stromeyer, semble rivaliser avec sa sœur aînée.

M. Schvœrer est professeur de clinique d'accouchements à Freyburg ; M. Brotz y enseigne la partie théorique de l'art.

Heidelberg.

Parler de Heidelberg, c'est nommer le professeur Nœgelé, la plus grande réputation européenne dans la science des accouchements et la réputation la mieux méritée. Simple praticien à Elberfeld, il avait à peine 20 ans, lorsque son nom vint à se révéler tout d'un coup par un brillant succès dans uu cas d'accouchement laborieux ; il s'agissait de convulsions puerpérales ; une large saignée pratiquée, *prudenter et audacter*, arrêta les accidents et permit à la malade d'accoucher d'un enfant vivant.

Depuis lors, les succès du jeune Nœgelé allèrent en croissant, sa position financière devint meilleure, il poussa plus loin ses études; au lieu de se laisser entraîner par la pratique et de renoncer à la science, la pratique fut pour lui l'initiation à la science. Appellé à Heidelberg, comme professeur extraordinaire, il occupa bientôt la chaire de professeur de clinique, et ses travaux justement appréciés en Allemagne, connus en France, sa manière originale, consciencieuse de recueillir et d'étudier les faits, lui donnèrent plus tard dans le monde savant la place qu'il méritait.

La clinique qu'il dirige occupe un assez vaste bâtiment isolé, très près du Neckar, dans la cour d'un ancien château, à côté de l'hôpital pour les maladies internes et chirurgicales. Elle reçoit toutes les femmes qui se présentent et peut en renfermer jusqu'à 50 à la fois. Il s'y fait près de 300 accouchements par an. Les élèves sont admis dans la clinique et sont exercés avec le plus grand soin au toucher. M. Nœgelé y apporte une attention, une habileté toute particulière. Chaque année près de 40 sages-femmes, envoyées de divers pays, et principalement du Wurtemberg, complètent dans cet institut leur éducation pratique. La sage-femme en chef, qui réside dans l'hôpital depuis quatre ans, est une accoucheuse fort instruite.

M. Nœgelé a bien voulu appliquer devant moi et me faire appliquer sa méthode de pratiquer le toucher sur des femmes enceintes à diverses époques; c'est la partie fondamentale de l'art des accoucheurs, il ne cesse de le répéter et joint l'exemple au précepte.

La péritonite puerpérale qu'il considère, dans le plus

grand nombre de cas, comme une phlébite utérine, est fort rare à Heidelberg. La première chose à faire lorsqu'elle débute, c'est d'évacuer l'hôpital. Il la regarde plutôt comme le résultat de l'encombrement que comme une suite de telle ou telle manœuvre ; il ne pense pas qu'on doive attacher quelque importance au dire de ceux qui pensent en préserver complètement les hôpitaux qu'ils dirigent; un jour, demain, elle éclate chez eux comme ailleurs, et rien ne saurait en défendre. Quant à arrêter son développement épidémique, le meilleur, le seul moyen consiste à détruire les rassemblements de femmes grosses et de femmes en couches.

Il a essayé le tampon du docteur Schœller, pour déterminer l'accouchement prématuré; dans le moment même où j'étais à Heidelberg, il l'appliquait à une femme qu'il voulait faire accoucher avant terme. Il a remarqué, sous l'influence du tampon, de vives douleurs se produire dans le vagin et la vulve, mais l'accouchement ne commençait pas toujours, tant s'en faut. Suivant lui, les femmes présentent une grande différence dans leur réceptivité pour ce moyen; l'une accouchera facilement, l'autre ne pourra y arriver qu'après l'emploi de l'éponge préparée introduite dans le col. Entre tous les bons conseils qu'il prodigue aux jeunes accoucheurs qui vont le visiter, M. Nœgelé donne celui de diriger leurs travaux vers la partie médicale de l'art des accouchements ; la mécanique en est assez avancée, c'est à la physiologie, à la pathologie surtout de l'utérus et de la femme qu'il faut demander des progrès.

M. Nœgelé fils, professeur extraordinaire, est spécialement chargé de l'enseignement des sages-femmes; de bons travaux le recommandent déjà au souvenir des médecins étrangers qui visitent Heidelberg.

Le cabinet d'anatomie pathologique de l'Université renferme un certain nombre de pièces intéressantes pour l'histoire de la grossesse, de la pathologie des femmes et de l'art des accouchements ; et, avant tout, la belle collection des bassins obliques ovalaires, soit moulés, soit naturels, qui ont servi avec d'autres pièces décrites ailleurs, au beau travail du professeur de Heidelberg. Je ne puis passer sous silence un fait qui tend à éclairer le mécanisme de l'amputation dite spontanée des membres chez le fœtus : il s'agit d'un embryon de deux mois dont le bras est entouré à sa partie moyenne d'un filament pseudo-membraneux qui, partant de la main, vient contourner le bras et se fixer de nouveau à la main. Le bras est fortement serré dans le point enroulé. l'autre main adhère au cordon. D'autres maladies du fœtus, plusieurs cas d'affections de l'utérus peuvent être observés avec fruit; je me borne à en signaler l'existence.

DUCHÉ DE BRUNSWICK.

Brunswick.

La Maternité de Brunswick est réunie à l'Hôpital-Général qui est très-petit, mais bien situé et bien tenu. Il y a 24 lits pour les femmes en couches, le même nombre pour les femmes grosses. Le docteur Knoche jeune accoucheur, est chargé de la clinique; il me l'a montrée avec une grande complaisance. Quatre élèves sages-femmes y sont instruites ; on y fait quatre cours par an, chacun de trois mois, comme partout. J'ai visité, avec beaucoup d'intérêt, le cabinet d'anatomie pathologique fondé par Pockels, mort en 1841, à l'âge de 53 ans. Ce cabinet a 6,000 pièces rangées dans un ordre parfait ; il est sous la direction de M. Fasebeck. Il doit être spécialement visité pour l'histoire du développement du fœtus qu'on peut suivre admirablement sur de nombreuses et belles préparations.

J'y ai remarqué un cas de *grossesse intrà-utérine tubaire;* l'utérus est développé, revêtu d'une membrane caduque ; l'embryon, âgé de 9 à 10 semaines, était logé dans la trompe qui s'est rompue; une hémorrhagie péritonéale a amené la mort. Plusieurs cas de mole charnue hydatique analogue à des grappes de groseilles.

Un exemple rare d'hernie obturatrice double chez une femme; le squelette fort remarquable d'un individu mort à Brunswick, et qui congénialement était privé de membre; cette pièce peut être rapprochée d'un fœtus auquel il manque quelques parties des membres supérieurs que j'ai observé à Hallé, et d'une autre que j'ai recueillie à la Maternité de Lyon, sur une petite fille qui n'avait qu'un doigt pour membre supérieur du côté droit. Je publierai ailleurs cette dernière observation et l'indication sommaire des autres exemples analogues.

HANOVRE.

Gœttingen.

A l'université de Gœttingen, dans le royaume de Hanovre, l'institut d'accouchements occupe une fort belle maison, convenablement distribuée, au milieu d'un jardin, dans une partie retirée de la ville. Il renferme 24 lits, répartis en quatre ou cinq petites salles, bien éclairées et aérées. Dans la chambre de douleur, le lit est placé sur une estrade entourée d'une barrière; un rideau dérobe la vue des assistants à la malade, qui repose sur un matelas de peau.

M. Siebold, professeur d'accouchement, nous montra lui-même les amphithéâtres, les mannequins pour les cours théoriques et deux cabinets d'anatomie pathologique et d'anatomie normale. L'un d'eux, qui a été laissé par Osiander, appartient à l'Université qui l'a acheté; l'autre, commencé par Siebold père, est continué par son fils. J'y ai remarqué de fort belles préparations pour l'étude de l'évolution du germe. Une pièce fort intéressante, c'est un utérus dont le col est entièrement cancéreux; la femme devint enceinte et garda son enfant jusqu'au cinquième mois; elle accoucha prématurément et succomba aux suites de couches. Un cas fort remarquable d'extrophie des viscères abdominaux et du cœur; ce dernier organe, situé hors de la poitrine, tient au reste de l'enfant par un pédicule vasculaire. L'hôpital renferme, en outre, une fort belle collection d'instruments pour les accouchements et la gynécologie opératoire.

En faisant part de mes souvenirs de voyage, je n'ai point eu la prétention de donner le dernier mot sur l'état de l'obstétrique en Allemagne, de faire connaître d'une manière complète les travaux que ces dernières années ont vu éclore, il m'eût fallu plus de temps et des recherches plus approfondies, plus exclusives. La chirurgie, l'ophthalmologie, l'anatomie normale et pathologique, la physiologie, l'économie des hôpitaux, l'organisation médicale devaient tour-à-tour arrêter mon attention ; je l'ai donc successivement dirigée sur ces divers objets. Convaincu que mes études perdraient en profondeur ce qu'elles gagneraient en surface, je me suis décidé néanmoins à en publier le résultat quel qu'il fût. Tantôt, et presque toujours, ayant observé moi-même les faits que je rapporte, tantôt m'appuyant sur la bonne foi d'autrui, et j'ai soin de dire quelles sont les sources de mes récits. Je demande donc que, par grande indulgence, on veuille bien ne pas chercher dans ce chapitre plus que je n'y ai voulu mettre, mais qu'on le regarde comme un catalogue de faits observés, comme un guide de voyageur au travers des pays que j'ai parcourus. Si, plus tard, il m'est permis de remplir les nombreuses lacunes que je n'ai pu éviter, je le ferai avec d'autant plus de plaisir, que j'en sens déjà le besoin. Si de nouveaux renseignements, si quelques réclamations ou éclaircissements m'étaient adressés, j'en profiterais avec reconnaissance, car j'y trouverais matière à donner plus de poids, plus de fonds à ce que j'écris. Avant tout, j'ai voulu être vrai ; au risque de demeurer vulgaire et incomplet, je n'ai rien pris de mon crû lorsque j'étais à court de notes et d'observations.

Et je désire, en outre, que ces premières pages soient considérées plus encore comme pièces justificatives, que comme un travail complet. J'ai l'intention de rapprocher ces faits et de leur en joindre d'autres, de manière à écarter cette physionomie voyageuse et aventurière, si je puis ainsi dire ; puisant à d'autres sources, je pourrai donner comme un aperçu synthétique de l'état de l'obstétrique en Allemagne ; ce sera le complément de ce travail et sa partie vraiment médicale, vraiment scientifique.

Lyon, le 2 mai 1843.

ANT. BOUCHACOURT.

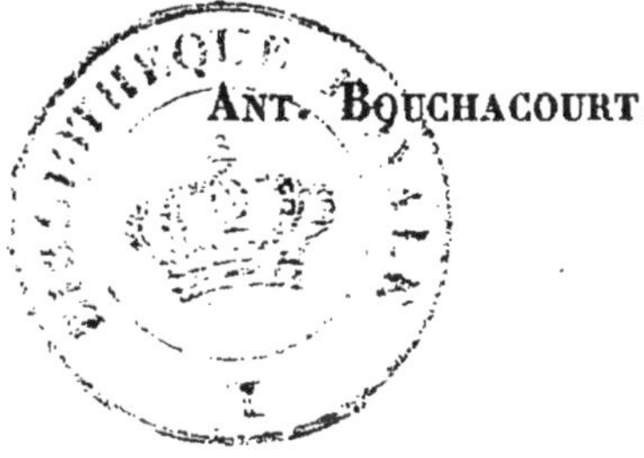

www.ingramcontent.com/pod-product-compliance
Ingram Content Group UK Ltd.
Pitfield, Milton Keynes, MK11 3LW, UK
UKHW021655260726
13994UKWH00003B/1468

9 782329 141251